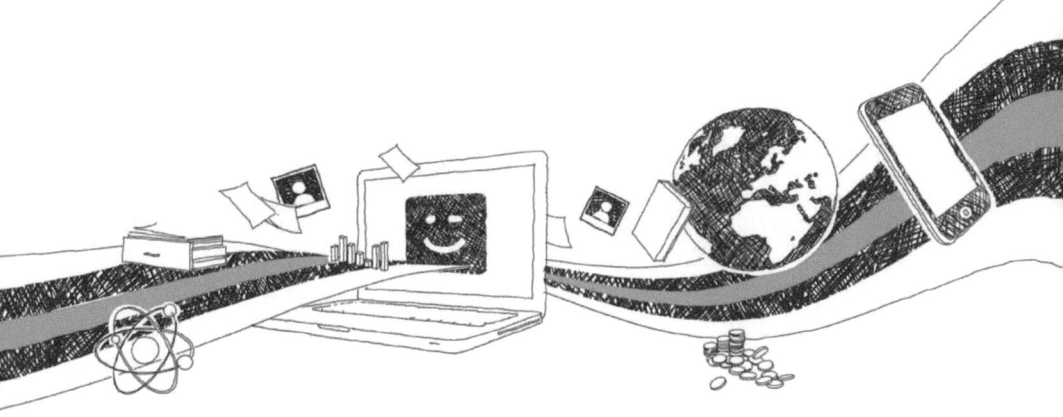
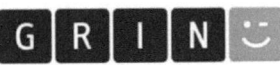

Bibliografische Information der Deutschen Nationalbibliothek:

Die Deutsche Bibliothek verzeichnet diese Publikation in der Deutschen National-
bibliografie; detaillierte bibliografische Daten sind im Internet über http://dnb.d-
nb.de/ abrufbar.

Impressum:

Copyright © 2006 GRIN Verlag, Open Publishing GmbH
Druck und Bindung: Books on Demand GmbH, Norderstedt Germany
ISBN: 9783638813761

Dieses Buch bei GRIN:

http://www.grin.com/de/e-book/61406/das-gesundheitskonzept-von-a-antonovsky-
zur-bedeutung-der-pca-schmerztherapie

Martin Klapper

Das Gesundheitskonzept von A. Antonovsky - Zur Bedeutung der PCA Schmerztherapie als 'Fenster' zum 'Sense of Coherence'

GRIN Verlag

GRIN - Your knowledge has value

Der GRIN Verlag publiziert seit 1998 wissenschaftliche Arbeiten von Studenten, Hochschullehrern und anderen Akademikern als eBook und gedrucktes Buch. Die Verlagswebsite www.grin.com ist die ideale Plattform zur Veröffentlichung von Hausarbeiten, Abschlussarbeiten, wissenschaftlichen Aufsätzen, Dissertationen und Fachbüchern.

Besuchen Sie uns im Internet:

http://www.grin.com/

http://www.facebook.com/grincom

http://www.twitter.com/grin_com

Hamburger Fern-Hochschule

Studiengang Pflegemanagement

Studienzentrum Essen

Studienfach Gesundheitswissenschaft

Hausarbeit zum Themenkomplex
Das Gesundheitskonzept von A. Antonovsky.
Zur Bedeutung der PCA Schmerztherapie als „Fenster" zum
„Sense of coherence".

Frühjahrsemester 2006

Lehrbeauftragter: René Reinshagen

von
Martin Klapper
Abgabedatum: 26.08.2006

Inhaltsverzeichnis

1. Einführung in die Thematik

In der Schulmedizin geht es in erster Linie um die Therapie von Krankheiten. Im Vordergrund steht die Pathogenese. Der Fragestellung, wie Krankheiten entstehen, wo der Ursprung der Erkrankung zu suchen ist. Die zentrale Frage lautet: „Was macht uns krank?"
Aaron Antonovsky, ein Medizinsoziologe, stellt diesem Ansatz die Salutogenese gegenüber.
Ihm geht es um die Frage: „Was erhält uns gesund?"
Gesundheit und Prävention stehen hierbei im Mittelpunkt der Überlegungen.
Diese Gesundheit wird von in der Person liegenden Ressourcen ermöglicht. Autonomie und Eigeninitiative haben Einfluss.
Zu Anfang dieser Arbeit werde ich kurz biographisch das Leben von Aaron Antonovsky skizzieren. Mit seiner Flussmetapher, die seine Überlegungen umschreibt, schließe ich an.
Im Anschluss daran beschreibe ich grob das Modell der Salutogenese mit seinen einzelnen Segmenten.
Es folgen Grundlagen zur patienteninduzierten Schmerztherapie und derer praktischen Anwendung.
Mit diesem Rüstzeug will ich mich mit der eigentlichen Frage dieser Hausarbeit beschäftigen und versuche zu ergründen, ob eine Patienten-gesteuerte Schmerztherapie in der Lage ist, diese Ressourcen oder das Kohärenzgefühl wie Antonovsky es bezeichnet zu verbessern.
Abschließen will ich mit einer Zusammenfassung dieser Hausarbeit und einem persönlichen Fazit.

2. Aaron Antonovsky *zur Person*

A. Antonovsky wurde 1923 in Brooklyn, USA, geboren. Nach dem Besuch
des Brooklyn-College begann er, unterbrochen durch seinen Militärdienst
im Zweiten Weltkrieg, ein Studium der Geschichte und Wirtschaft an der
Yale-Universität.

Seine Interessenschwerpunkte waren in dieser Zeit Kultur,
Persönlichkeit, spezifische Prozesse und ethnische Beziehungen.

1952 erwarb er in der Abteilung für Soziologie der Yale Universität seinen
M.A., 1955 einen Ph.D. (vergleichbar dem deutschen Doktortitel).

1960 emigrierte Antonovsky gemeinsam mit seiner Frau nach Israel und
nahm eine Stelle am Institut für Angewandte Sozialforschung in Jerusalem
an. Eher zufällig stieß er hier zur Medizinsoziologie, indem er sich an
verschiedenen Forschungsprojekten aus diesem Feld beteiligte.

In den folgenden Jahren unterrichtete er in der Abteilung für Sozialmedizin
und arbeitete an verschiedenen Forschungsprojekten zum
Zusammenhang von Stressfaktoren und Gesundheit bzw. Krankheit.

In Anlehnung an Lazarus transaktionale Stresstheorie begann
Antonovsky ein Stresskonzept zu vertreten, in dem Stressoren nicht mehr
als grundsätzlich krankmachend gesehen wurden, sondern lediglich als
Stimuli, die einen Zustand der Anspannung auslösen, ohne das dies
unbedingt zu Stress führen muss.

Ausschlaggebend für seine weitere Forschungstätigkeit, waren
Überlegungen, die Antonovsky aufgrund einer Untersuchung an Frauen
verschiedener ethnischer Gruppen über die Auswirkungen der
Wechseljahre entwickelte. Die untersuchten Frauen der Geburtsjahrgänge
1914-1923 waren in Zentraleuropa geboren und zum Teil in einem
Konzentrationslager inhaftiert gewesen. Wie erwartet, war die Gruppe der
ehemaligen Inhaftierten signifikant stärker gesundheitlich belastet als die
Gruppe der anderen Frauen. Aber immerhin 29 % der inhaftierten Frauen
berichteten trotz dieser traumatische Ereignisse über eine relativ gute
psychische Gesundheit. Antonovsky fragte sich, wie es diese Frauen
geschafft hatten, trotz der extremen Belastung gesund zu bleiben.

Von der Pathogenese zur Salutogenese.

Dieser Perspektivenwechsel sollte seine weitere
Forschungstätigkeit bestimmen.

Er veröffentlichte in der Folgezeit viele theoretische und empirische
Arbeiten zu seinem Konzept der Salutogenese.

Neben seiner Forschungstätigkeit war Antonovsky ab 1972 am Aufbau
einer gemeindeorientierten medizinischen Fakultät an der
Ben-Gurion-Universität (Negev) beteiligt.

In den Jahren 1977/78 und 1983/84 übernahm er im Rahmen von
Forschungssemestern Gastprofessuren an der Abteilung für Public Health
der Universität Berkeley.

Antonovsky starb am 7. Juli 1994 im Alter von 71 Jahren in Israel.

2.1. Die Flussmetapher

Antonovskys philosophische Annahme ist,
dass „der Fluss der Strom des Lebens ist" und die Menschen in diesem
Fluss voller Gefahren schwimmen.

> „…Niemand geht sicher am Ufer entlang. Darüber hinaus ist für mich klar,
> daß[!] ein Großteil des Flusses sowohl im wörtlichen als auch im
> übertragenen Sinne verschmutzt ist. Es gibt Gabelungen im Fluß[!], die zu
> leichten Strömungen oder in gefährliche Stromschnellen und Strudeln
> führen…" (ANTONOVSKY 1997, S.92)

Während der Arzt einer pathogenetisch orientierten Medizin versucht, den
Ertrinkenden aus dem Strom zu reißen,
geht es Antonovsky um mehr. Er fragt: „Wie mach ich den Menschen zu
einem guten Schwimmer?"

Die Individuelle Fähigkeit „zu schwimmen", entspricht einer
Persönlichkeitseigenschaft, die von Antonovsky „sense of coherence"
genannt wurde.

2.2. Das Konzept des Kohärenzgefühls

Individuelle und psychologische Einflussgrößen bestimmen nach Antonovsky den Gesundheits- und Krankheitszustand eines Menschen. Dabei geht es unter anderen um die Grundhaltung, die Lebenseinstellung oder auch Weltanschauung des Individuums.
Er machte die Erfahrung, dass Menschen trotz größter Not, wie z.B. in Kriegsgebieten oder ähnlichem Kontexten gesund blieben, obwohl sie ständig gesundheitlichen Gefahren ausgesetzt waren, während Andere wiederum erkrankten.

Wenn also die äußeren Bedingungen vergleichbar sind, wird es seiner Ansicht nach von der Ausprägung dieser individuellen, sowohl kognitiv- als auch affektiv- motivationaler Grundeinstellung abhängen, wie gut ein Mensch in der Lage ist, vorhandene Widerstandsressourcen zum Erhalt der Gesundheit zu nutzen.
Und eben diese Grundeinstellung/Haltung wird von Antonovsky als Sense of Coherence (SOC) bezeichnet.
Kohärenz bedeutet Zusammenhang, Stimmigkeit.
Je ausgeprägter das SOC der Person ist, desto gesünder sollte sie sein bzw. umso schneller sollte sie gesund werden.
Dieser eher heterogene Terminus wird von Franke „…nach mehrmaligen Veränderungen und vielen Diskussionen…als Kohärenzgefühl..[übersetzt]" (ANTONOVSKY 1997, S.12).

In einer ersten Formulierung definiert Antonovsky das Kohärenzgefühl als:

> „(…) a global orientation that expresses the extent to which one has a pervasive,enduring though dynamic, feeling of confidence that one´s internal and external environments are predictable and that there is a high Probability that things will work out as well as can reasonably be expected" (ANTONOVSKY 1979, S.10)

Da das Leben fortwährend mit neuen Lebenserfahrungen konfrontiert und beeinflusst wird, wird von Antonovsky auf die Dynamik hingewiesen.

Die jeweilige Ausprägung des Kohärenzgefühls, beeinflusst wiederum die Art der Lebenserfahrung.

Das führt dazu, dass die Lebenserfahrungen in der Regel die Grundhaltungen bestätigen und diese damit stabil und überdauernd beinahe rigide machen.

Die Intensität des Kohärenzgefühls im jeweiligen Kontext ist unabhängig von den Umständen, Rollenzuweisungen oder Situationen.

Daher bezeichnet Antonovsky diese Grundhaltung als dispositionale Orientierung, die jedoch keinen speziellen Persönlichkeitstyp darstellt.

Diese Haltung, die Welt als zusammenhängend und sinnvoll zu erleben, setzt sich nach Antonovskys Überlegungen aus drei Komponenten zusammen:

- **Gefühl der Verstehbarkeit (sense of comprehensibility)**
  Diese Komponente beschreibt Erwartungen/Fähigkeiten des Menschen, Stimuli als geordnete, konsistente und strukturierte Information verarbeiten zu können
  Womit eine Kontrollierbarkeit bzw. Geordnetheit gemeint ist, die auf kognitiven Verhaltensmustern beruht.

- **Gefühl der Handhabbarkeit (sense of manageability)**
  Diese Komponente beschreibt die Überzeugung des Menschen, dass Schwierigkeiten lösbar sind. Antonovskys definiert diese Komponente formal als *„das Ausmaß, in dem man wahrnimmt, daß[!] man geeignete Ressourcen zur Verfügung hat, um den Anforderungen zu begegnen, die von den Stimuli, mit denen man konfrontiert wird, ausgehen. „Zur Verfügung" stehen Ressourcen, die man selbst unter Kontrolle hat oder solche, die von legitimierten anderen kontrolliert werden – vom Ehepartner,…oder einem Arzt –*

von jemanden, auf den man zählen kann, jemandem, dem man vertraut." (ANTONOVSKY 1997, S.35)

Also die Handhabbarkeit die sich auf ein optimistisches Vertrauen bezieht, Lebensaufgaben meistern und Ressourcen dafür mobilisieren zu können.

- **Gefühl der Sinnhaftigkeit (sense of meaningfulness)**
  Hier warnt Antonovsky vor einer zu starken Betonung des kognitiven Aspekts des Kohärenzgefühls.
  Die Sinnhaftigkeit, die die Überzeugung betrifft, dass das Leben einen Sinn hat und dass sich Freude am leben lohnt. Diese Fähigkeiten betreffen emotional-motivationale Komponenten menschlichen Erlebens. Hier wird das Problem oder die Aufgabe die zu meistern ist, eher als willkommene Herausforderung gesehen. Diese Herausforderung wird bereitwillig angenommen. Ihr wird eine Bedeutung beigemessen und man wird das Möglichste tun, sie mit Würde zu überwinden.

Alle drei Komponenten sind voneinander abhängig.

Diese Unterscheidung der drei Komponenten des Kohärenzgefühls wird in seiner zweiten Definition deutlich:

Das Kohärenzgefühl ist *„eine globale Orientierung, die das Ausmaß ausdrückt, in dem jemand ein durchdringendes, überdauerndes und dennoch dynamisches Gefühl des Vertrauens hat, dass erstens die Anforderungen aus der inneren und äußeren Erfahrungswelt im Verlauf des Lebens strukturiert, vorhersehbar und erklärbar sind und daß[!] zweitens die Ressourcen verfügbar sind, die nötig sind, um den Anforderungen gerecht zu werden.*
Und drittens, daß[!] die Anforderungen Herausforderungen sind, die Investition und Engagement verdienen."
(ANTONOVSKY 1993, S.12)

Ein weiterer Bestandteil seines Modells ist das:

2.3. Das Gesundheits-Krankheits-Kontinuum

Antonovsky kritisiert die dichotome Trennung von gesund und krank.
Er setzt dieser Trennung die Vorstellung eines Kontinuums mit den Polen
Gesundheit/körperliches Wohlbefinden und Krankheit/körperliches
Missempfinden (health ease/ dis-ease contiuum) gegenüber.

Für lebende Organismen sind die beiden Pole völlige Gesundheit oder
völlige Krankheit jedoch nicht zu erreichen.
Sie sind nicht als einander ausschließende Kategorien zu betrachten,
sondern als Endpunkte eines Gesundheits-Krankheits-Kontinuums zu
verstehen.
Jeder kann zu einem beliebigen Zeitpunkt auf dem Kontinuum lokalisiert
werden und ist damit nicht entweder gesund oder krank, sondern mehr
oder weniger gesund oder krank.

Unterstützt wird das Individuum durch:

2.4. Generalisierte Widerstandsressourcen

Generalisiere Widerstandsressourcen konstituieren sich zum einen aus
individuellen kulturellen und sozialen Faktoren, andererseits ermöglichen
sie Spannungsbewältigung und vermitteln eine kohärente
Lebenserfahrung.
Aber auch finanzielle Sicherheit, Ich-Stärke und die Erfahrung von
Bewältigungsstrategien zählen zu diesen Ressourcen.
Voraussetzung für die Bildung von Widerstandsressourcen sind eine
bestimmte Konsistenz der Persönlichkeit, die Partizipation an wichtigen
Entscheidungen sowie das Vermeiden von Über- und Unterforderung.
Generalisiert meint, dass sie in allen Situationen wirksam sind.
Widerstand bedeutet, dass die Ressourcen die Widerstandsfähigkeit der
Person erhöhen.

Zusätzlich werden salutogene Faktoren differenziert. Dazu gehören die soziale Unterstützung, die Fähigkeit zur Entspannung und Wohlbefinden, die Auseinandersetzung mit Werten und Zielen sowie die Selbstwirksamkeitserwartung.

Zusammenfassend kann man sagen, dass Widerstandressourcen zwei Funktionen haben:

„Sie prägen kontinuierlich die Lebenserfahrungen und ermöglichen uns, bedeutsame und kohärente Lebenserfahrungen zu machen, die wiederum das Kohärenzgefühl formen.
Sie wirken als Potential, das aktiviert werden kann, wenn es für die Bewältigung eines Spannungszustandes erforderlich ist."
(BENGEL, et.al. 2001, S.34)

2.5. Das Modell der Salutogenese

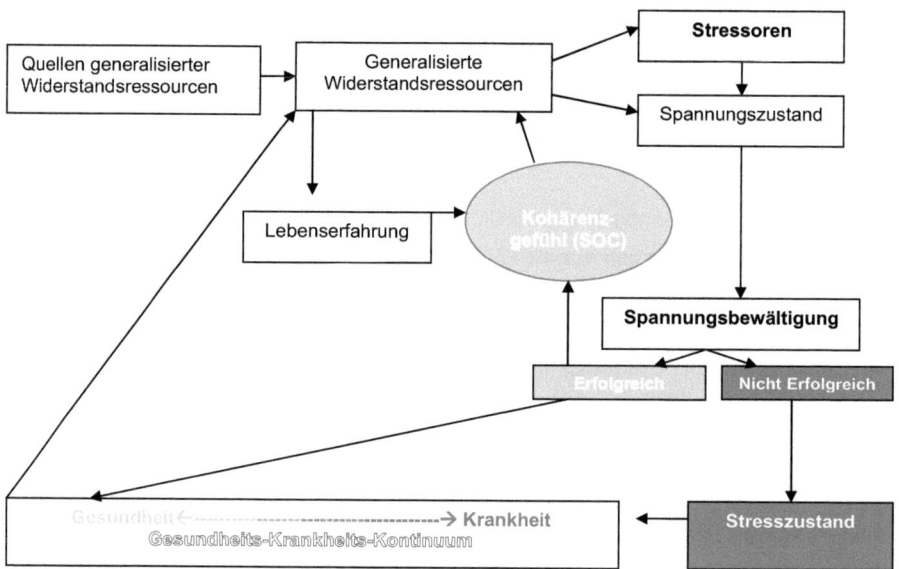

Abb.1

Nachdem nun die Wichtigsten Elemente des Salutogenetischen Modells erläutert wurden, will ich mit Hilfe der Abbildung 1 vereinfacht visuell zusammenfassen.

Das SOC wird von Lebenserfahrungen geformt. Diese sollten möglichst konsistent sein und der Person Einflussnahme ermöglichen
Dabei sollte die Person weder über- noch unterfordert sein.

Erst durch das Vorhandensein der generalisierten Widerstandsressourcen (z.B. körperliche Faktoren, Intelligenz, Bewältigungsstrategien, soziales Umfeld, kulturelle sowie finanzielle Faktoren) werden diese Lebenserfahrungen möglich.

Die Entwicklung der Widerstandsressourcen hängt vom jeweiligen soziokulturellen und historischen Kontext und den darin vorherrschenden Erziehungsmustern und sozialen Rollen ab. (Sozialisation)

Aber auch persönliche Einstellungen und zufällige Ereignisse spielen eine Rolle. Ob und wie Widerstandressourcen aktiviert werden können, hängt von der Stärke des Kohärenzgefühls ab.

Sind jedoch zu wenige Widerstandsressourcen vorhanden, beeinflusst dies die Entwicklung/Entstehung des SOC negativ. Ein Teufelskreis.
Die Konfrontation mit Stressoren führt zu Spannungszuständen die wiederum von mobilisierten Widerstandsressourcen beeinflusst werden.

Die erfolgreiche Spannungsbewältigung hat eine stärkende Wirkung auf das SOC. Erfolglose Spannungsbewältigung führt zu einem Stresszustand.

In beiden Fällen führt dies zu einer Verschiebung auf der Skala des Gesundheits-/Krankheits-Kontinuums in Richtung Gesundheit oder Krankheit.

Je günstiger die Position auf der Skala ist, umso leichter ist der Erwerb neuer Widerstandsressourcen.

Antonovsky betrachtet dies als den Regelkreis des Lebens.

Aber wie und wann kommt es zu einem Kohärenzgefühl?

2.6. Die Entwicklung des „sense of coherence"

Das Kohärenzgefühl entwickelt sich im Rahmen der Sozialisation im Laufe der Kindheit und Jugend und wird vor allen durch Erfahrungen und Erlebnisse beeinflusst.

In der Adoleszenz sind umfangreiche Veränderungen noch möglich, da dem Heranwachsenden viele Wahlmöglichkeiten offen stehen und die Lebensbereiche noch nicht festgelegt sind.

Ab ca. dem 30. Lebensjahr ist nach Ansicht Antonovskys das Kohärenzgefühl ausgebildet und relativ stabil.

Ohne dies explizit zu benennen, erklärt Antonovsky diese Formung des Kohärenzgefühls mit Piagets Prinzipien der Assimilation und Akkomodation.

Äußere Veränderungen beeinflussen und verändern die innere Einstellung. Andererseits werden aufgrund der bestehenden Überzeugungen gegenüber dem Leben auch bevorzugt vertraute Erfahrungswelten aufgesucht, so dass diese in der Regel die bereits vorhandenen Überzeugungen bestätigen.

Im besten Fall kann ein Jugendlicher jedoch nur ein vorläufig starkes SOC erreicht haben, das für kurzfristige Vorhersagen über Stressbewältigung und Gesundheitsstatus nützlich sein mag. Erst mit Eintritt in das Erwachsenenalter, wenn langfristige Verpflichtungen an Personen, soziale Rollen und Arbeit eingegangen werden, werden die Erfahrungen der Kindheit und Jugend sowohl verstärkt als auch rückgängig gemacht.

In der dritten Lebensdekade, ist der Mensch mehr oder minder seiner Identität verpflichtet. Soziale Rollen sind in der Regel festgelegt.

Über Jahre, ist er einem Muster von Lebenserfahrungen ausgesetzt gewesen und so hat sich die Vorstellung von der Welt gefestigt.
Sie ist mehr oder minder Verstehbar und handhabbar.

Es stellt sich nun die Frage, inwieweit das SOC beeinflussbar ist?

2.7. Dynamik und Rigidität des SOC

Wie bereits erwähnt, ist in der Kindheit und Jugend das SOC durch verschiedenste Einflüsse beeinflussbar.
Auch in der Adoleszenz sind größere Veränderungen noch möglich.
Grundlegende Veränderungen des SOC hält Antonovsky im Erwachsennealter jedoch nur begrenzt für möglich.
Allenfalls radikale Veränderungen der kulturellen oder sozialen Einflüsse oder der strukturellen Lebensbedingungen
(Emigration, Wohnortwechsel, Familienformwechsel oder Veränderung von Ressourcen) können zu einer Veränderung führen

„Solche Veränderungen im SOC sind jedoch selten. Wenn sie stattfinden, sind sie niemals das Ergebnis der zufälligen Begegnungen, der Veränderung selbst oder der einzelnen Entscheidung; sie treten nur auf, weil diese ein neues Muster von Lebenserfahrungen ermöglichen."
(ANTONOVSKY 1997, S. 117)

Außerdem ist bei harter kontinuierlicher Psychotherapie ein Abweichen zu erreichen.
Es ist *"utopisch(…) zu erwarten, daß[!] eine Begegnung oder auch eine Reihe von Begegnungen zwischen Klient und Kliniker das SOC signifikant verändern kann"* (ANTONOVSKY 1997, S.118).

Gerade Personen im höheren Erwachsenenalter sind der Personenkreis, die zu Operationen anstehen, die im Anschluss mit PCA Schmerztherapie versorgt werden. Das sind z.B. Gelenkersatzoperationen der unteren Extremitäten und andere Körperverschleiß bedingte Eingriffe.

Zunächst ist jedoch zu untersuchen, ob ein Schmerzreiz überhaupt den „Stressoren" zugerechnet werden kann.

3. Stressoren vers. Schmerz

Ein Problem der Stressforschung ist die Definition von Stressoren: Stressoren sind alle Reize oder Stimuli, die Stress erzeugen. Ob ein Reiz ein Stressor ist, lässt sich also immer erst an dessen Wirkung erkennen und nicht voraussagen (BENGEL, et.al. 2001,S. 32)

Der Begriff „Stress" ist umgangssprachlich als auch in der Wissenschaft mit verschiedensten Bedeutungen belegt.
Der Begriff wird dadurch uneindeutig und unscharf.

Antonovsky definiert Stressoren als *„eine von innen oder außen kommende Anforderung an den Organismus, die sein Gleichgewicht stört und die zur Wiederherstellung des Gleichgewichtes eine nicht - automatische und unmittelbar verfügbare, energieverbrauchende Handlung erfordert"* (ANTONOVSKY 1979, S. 72).

Schmerzen und im besonderen Schmerzen nach operativen Einriffen sind zweifelsfrei als solche Stressoren anzusehen.

4. Grundlagen PCA Schmerztherapie

Die Idee der „patient controlled analgesia" (PCA) also der „Patientengesteuerte Schmerztherapie" ist,
eine bestimmte Menge an Analgetika dem Patienten zur Verfügung zu stellen. Durch ärztlich definierte Sperrzeiten, ist festgelegt, wie oft und in welcher Dosierung der Patient selbstständig nachdosieren kann. So ist ein Maximum an Selbstständigkeit und Unabhängigkeit gegeben.
Gleichzeitig ist eine Überdosierung ausgeschlossen, was dem Patienten wiederum ein Gefühl von Sicherheit vermittelt. Zwingende Voraussetzung ist, dass der Patient über das Verfahren ausreichend aufgeklärt ist.

Dem Patienten ist damit ein wichtiges Instrument an die Hand gegeben. Aus medizinischer Sicht, ist eine optimale Anpassung der persönlichen Dosis gewährleistet.

Das Problem der individuellen (und auch kulturellen) Schmerztoleranz lässt sich so gut steuern.

Ein weiterer Vorteil ist, dass die Schmerztherapie dem Patienten sofort bei Bedarf zur Verfügung steht. In der Regel also auch keine Wartezeit entsteht. Der Patient fühlt sich mit verantwortlich und ernst genommen. Er wird nicht entmündigt sondern zur eigenverantwortlichen Mitarbeit aufgefordert.

Der Patient ist nicht hilflos seinen Schmerzen und Therapeuten ausgeliefert und kann so Ängste abbauen.

4.1. Praktische Anwendung der PCA

Das Verfahren kann mit verschiedensten Applikationsformen umgesetzt werden.

Zunächst einmal die orale Form. Der Patient erhält einmal täglich Tabletten, die er sich selbständig einteilt.

Ferner, gibt es auch die Möglichkeit von subkutanen Injektionen, die der Patient selbstständig nach Bedarf durchführt.

Am häufigsten wird jedoch die PCA – Pumpe eingesetzt.

Bei der PCA-Pumpe unterscheidet man zwischen der intravenösen Gabe und der Applikation in den Peridualraum via Peridualkatheter.

Etwas genauer möchte ich die Funktionsweise der PCA – Pumpen erläutern.

Es gibt zum einen Medikamentenpumpen (auch Perfusoren genannt) die im stationären Bereich eingesetzt werden. In der Regel sind diese Geräte auf ständige Netzstromversorgung angewiesen.

Zum anderen werden spezielle mobile PCA - Pumpen eingesetzt, die mit Batteriestrom versorgt, ein Maximum an Patientenautonomie ermöglichen.

Beide Pumpentypen verfügen über analoge Einstellmöglichkeiten.

Ein möglichst großes Medikamentenreservoir lässt lange Einsatzzeiten zu, ohne dass Personal intervenieren müsste.

Nach Anschluss der Pumpe an den jeweiligen Patientenzugang, wird eine auf die Person angemessene Dosierung programmiert.

Dabei sind unter anderen Parameter, wie die Größe, das Gewicht des Patienten, das jeweilige Schmerzerleben und die Medikamentenauswahl, Werte die beachtet werden müssen.

Ein Initialbolus wird durch den Arzt verabreicht und die Pumpgeschwindigkeit der Dauerinjektion eingestellt.

Um selbstständige Boli des Patienten zu ermöglichen, programmiert der Arzt ein Boluslimit (Gesamtmenge an Schmerzmittel, die innerhalb einer definierten Zeit, maximal verabreicht werden kann).

Die eingestellte Sperrzeit („look out") verhindert, das der Patient zu häufig Selbstinjektionen durchführen kann. <u>Diese Funktion ist jedoch dem Patienten nicht bewusst.</u> Ihm ist nur bekannt, dass er nicht Überdosieren kann. Jede Anforderung von Schmerzmitteln innerhalb der Sperrzeit, wird im Speicher der Pumpe dokumentiert.

Vom Arzt ausgelesen, wird dieser nicht durch Injektion beantwortete Bedarf zur Dosisanpassung genutzt.

Der Schmerzpatient hat so ständig das Gefühl, selbst „Herr" über die Schmerztherapie zu sein. Ein selbstständiger Knopfdruck und die Schmerzen sind verschwunden oder zumindest reduziert.

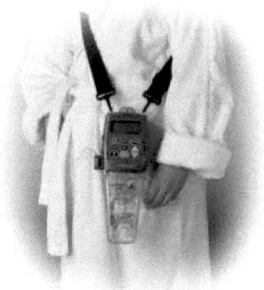

Abb.2.: Mobile PCA - Schmerzpumpe
(Quelle:http://www.deltec.at/homepage/default.php3?File-name=was_ist_pca
[18.07.2006])

5. Möglichkeiten der intentionalen Modifikation des SOC als das „hypothetische Fenster" durch PCA

Kann eine patientengesteuerte Schmerztherapie das Kohärenzgefühl beeinflussen?

Antonovsky postuliert in seinen Ausführungen zur Entwicklung des SOC, dass eine Beeinflussung im Erwachsenenalter kaum mehr möglich ist. Und wenn eine Änderung stattfindet, dann nur, wenn die Beeinflussungen tiefgreifend und über einen längeren Zeitraum stattfinden.

Starke Schmerzen können sich zum Zentrum der Wahrnehmung konzentrieren und haben deshalb für den Patienten einen übergroßen Stellenwert. Der Schmerzbekämpfung steht im Mittelpunkt aller Bedürfnisse.

Man kann durchaus annehmen, das der Schmerz eben genau diese tiefgreifende Beeinflussung darstellen kann.

Auch der Zeitraum einer Beeinflussung durch Schmerzen, kann sich durchaus auf Wochen, Monate oder bei chronischen Schmerzzuständen über Jahre erstrecken.

Wenn man sich das Modell der Salutogenese (Abb.1) nochmals vergegenwärtigt, fällt auf, dass:

Die PCA ist in jedem Fall den *generalisierten Widerstandsressourcen* zuzurechnen, die Einfluss auf den *Stress und graduell die Stressoren* hat.

Lebenserfahrungen werden dadurch geprägt, dass die Person darauf vertrauen kann, dass Schmerzen stets beseitigt werden können.

Der Schmerzpatient hat aus mehr oder weniger eigener Kraft, die Möglichkeit, auf *Stressoren*/Schmerzen zu reagieren.

Eine *erfolgreiche Spannungsbewältigung* bewegt die Position im *Gesundheits-Krankheits-Kontinuum* in Richtung *Gesundheit*.

Was die Möglichkeiten der intentionalen Modifikation des SOC anbelangt, geht Antonovsky davon aus, das das Kohärenzgefühl auch im Erwachsenenalter nicht starr fixiert ist und sich in seiner Wertigkeit durchaus verändern kann. So schreibt Antonovsky in einer seiner späteren Ausführungen:

> *„Als ich sagte, daß[!] das SOC des Erwachsenen eine tief verwurzelte, stabile dispositionale Einstellung einer Person ist, wollte ich nicht implizieren, daß[!] es auf rigide Weise fixiert ist und nur graduell in Reaktion auf große Änderungen der Muster von Lebenserfahrungen verändert. Es gibt auch vorübergehende Veränderungen, Fluktuationen um einen Mittelwert."* (ANTONOVSKY 1997, S.118)

Antonovsky spricht hier von einem Mittelwert. Damit ist der subjektive Wert eines jeden Menschen beschrieben.

Eine Person, unter größter Belastung, die sich im Gesundheits-Krankheits-Kontinuum auf der eher kranken Seite der Skala befindet, wird dankbar sein, auch für nur vorübergehende Veränderungen oder Fluktuationen, um diesen Mittelwert in Richtung Gesundheit.

Dieses Quäntchen an Verbesserung der Situation, kann dafür sorgen, das die Situation für den Patienten nicht dekompensiert.

Im Ergebnis ist nach meiner Meinung, zumindest eine geringe Beeinflussung durch PCA nicht auszuschließen.

Und wenn es auch nur gelingt, den von Antonovsky erwähnten Mittelwert des SOC in Richtung Gesundheit zu manipulieren, ist eine Schmerztherapie mit PCA ein gutes Instrument, die Salutogenese in der Institution Krankenhaus leben zulassen.

In Zukunft, sollte die Einbeziehung des Patienten in die eigene Therapie, das Ziel der Behandlung sein.

Abgesichert von Spezialisten, jedoch nicht Fremdbestimmt.

Der Patient muss sich seiner eigenen Fähigkeiten und Möglichkeiten bewusst werden und diesen vertrauen können.

Wenn man den salutogenetischen Ansatz lebt, wird man erkennen, dass es eine Vielzahl von Möglichkeiten gibt, das SOC zu beeinflussen. Der Einsatz einer Patientengesteuerten Schmerztherapie soll nur eine Möglichkeit von vielen sein.

Das das SOC eben nicht auf rigide weise fixiert ist, wie Antonovsky offenbart, sollte sich jeder in seinem Handeln bewusst machen.

6. Zusammenfassung

Die Aufnahme des salutogenetischen Ansatzes von Antonovsky in die Schmerztherapie ist eine Bereicherung für den Patienten. Der Versuch, die Effekte der Patientengesteuerten Schmerztherapie mit den Vorteilen der Autonomie des Betroffenen in das Modell von Antonovsky zu integrieren, führt zu einer Neuorientierung aller Beteiligten. Gerade durch das Verständnis und die Handhabbarkeit der Schmerzsituation und deren Bewältigungsstrategien, wird der Patient in die Lage versetzt souverän im Vertrauen auf seine Möglichkeiten zu intervenieren.

Diese positiven Erfahrungen, prägen die Lebenserfahrungen und stärken das Selbstbewusstsein. Geben zusätzlich dauerhaften Halt für die Zukunft. Jedes dieser Vorteile, geben dem PCA Verfahren im Hinblick auf die Salutogenese, auch bei einem Mehraufwand an Zeit und Kosten, die uneingeschränkte Daseinsberechtigung.

6.1. Fazit

In dieser Hausarbeit habe ich die persönliche Hypothese gestellt, dass durch eine Schmerztherapie mittels PCA eine Art Fenster zum Kohärenzgefühl geöffnet werden kann.

Ob eine Veränderung des SOC mittels PCA gesichert möglich ist, verlangt nach weiterer auch empirischer Forschung und konnte von mir noch nicht eindeutig bewiesen werden.

Dies soll und kann im Rahmen dieser Hausarbeit auch nicht geleistet werden.

Wie jedoch feststellt werden konnte, ist eine vorübergehende Veränderung um einen subjektiven Mittelwert laut Antonovsky durchaus möglich.

Ich glaube, dass die Salutogenese von Aaron Antonovsky dazu einlädt, sich in Zukunft weiter mit dem Modell zu beschäftigen.

Einem Modell, das für einen wahren Paradigmenwandel in der Medizin sorgen kann.

7. Literatur- und Quellenverzeichnis

ANTONOVSKY, A. (1979): Health, stress and coping: new perspectives on mental and physical well-being. San Francisco: Jossey-Bass.

ANTONOVSKY, A. (1993): Gesundheitsforschung versus Krankheitsforschung. In Anonymous (Hrsg.): Jahrbuch für Kritische Medizin; Hamburg: Argument Verlag.

ANTONOVSKY, A. (1997): Salutogenese. Zur Entmystifizierung der Gesundheit. Deutsche erweiterte Herausgabe von Alexa Franke; Tübingen: Deutsche Gesellschaft für Verhaltenstherapie (DGVT).

BENGEL, J, et. al. (2001): Was erhält Menschen Gesund? Antonovskys Modell der Salutogenese – Diskussionsstand und Stellenwert. Forschung und Praxis der Gesundheitsförderung. Erweiterte Auflage. Band 6; Köln: Bundeszentrale für Gesundheitliche Aufklärung (BzgA).

LARSEN, R. (2003): Anästhesie und Intensivmedizin für die Fachpflege, 6. Auflage; Berlin: Springer.

LATASCH, L. (2004): Anästhesie, Intensivmedizin, Intensivpflege Deutsche erweiterte Auflage; Frankfurt: Urban & Fischer.

PIAGET,J. (1969): Nachahmung, Spiel und Traum. Die Entwicklung der Symbolfunktion beim Kinde. Stuttgart: Klett.

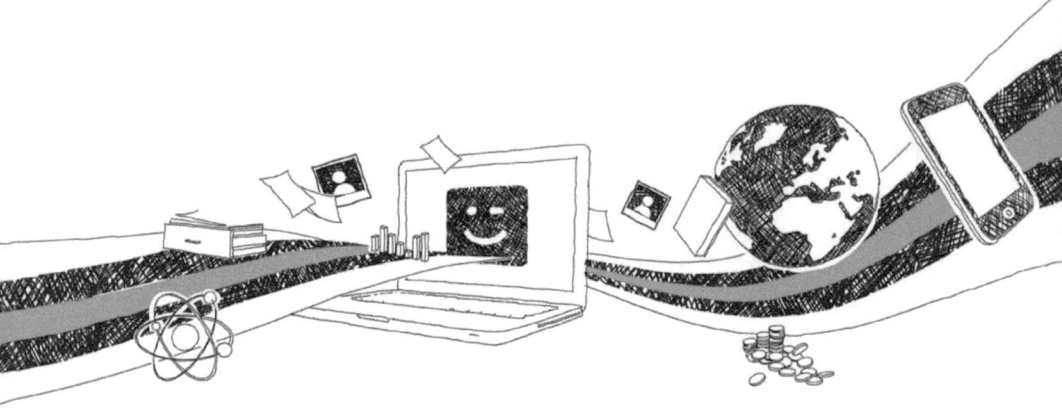
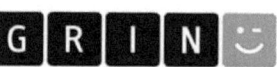